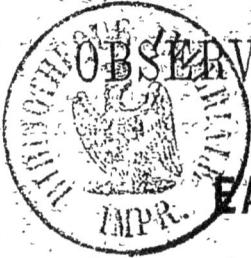

OBSERVATIONS MÉDIC   E

SUR LES

EAUX MINÉRALES

DU ROCHER DE FOIX

OBSERVATIONS SUPPLÉMENTAIRES

Les propriétaires de l'Etablissement thermal de Foix, cédant enfin aux vives sollicitations de nombreux médecins, se sont décidés à produire au grand jour les principales guérisons opérées sous l'influence curative de leurs eaux minérales

Après une expérimentation de quelques années, il leur est permis aujourd'hui de déterminer d'une manière positive quels sont les divers genres d'affections que l'application thérapeutique a rendus tributaires de cette source.

D'abord, par les sels alcalins qu'elles contiennent, ces eaux ont une action des plus heureuses sur les accidents des voies digestives, et en particulier sur les troubles de la digestion ayant leur siége dans l'estomac.

Tout le monde sait combien sont ténaces les troubles nerveux de cet organe (Gastralgie, Gastrite, Dyspepsie). Personne n'ignore combien sont vives et cruelles les souffrances des malades qui en sont atteints. Le plus souvent, toutes les ressources de l'arsenal pharmaceutique (bi-carbonate de soude, pepsine, bismuth, etc.) viennent se briser contre ces malheureuses affections.

Comme on pourra le voir par les quelques observations qui suivent, les effets des eaux du Rocher de Foix sont des plus salutaires et des plus rapides sur les différents malades atteints de ces douloureuses affections.

L'efficacité de ces eaux dans les troubles des organes urinaires n'est pas moins remarquable. Qu'arrive-t-il, en effet, aux malades affectés de gravelle ou de catarrhe de la vessie? Dès les premiers jours de l'usage des eaux du Rocher de Foix, ils voient leurs urines augmenter avec une facilité surprenante. Que résulte-t-il de ces divers phénomènes? Chez le malade atteint de gravelle, le gravier qui avait son siége principal dans les reins est éliminé avec les urines, et ainsi se trouve guérie, du moins considérablement modifiée une des affections les plus sérieuses du cadre pathologique. Chez les personnes affectées de catarrhe vésical, la vessie est constamment débarrassée des mucosités qu'elle contient ; sous la double action du surcroit de travail qui lui est imposé et aussi de l'excitation particulière qui lui est communiquée par ces eaux, la vessie, sous ces deux influences spéciales, est modifiée dans la structure de sa membrane muqueuse, et ainsi on arrive à la curation d'une des affections les plus rebelles de la médecine.

Ces eaux ont aussi une action des plus sûres contre les rhumatismes chroniques et certaines maladies nerveuses. Cette propriété remarquable résulte évidemment de quelque combinaison chimique dont la nature a gardé le secret. Sans doute la composition sulfureuse de ces eaux expliquerait très-bien ce phénomène. Mais la rapidité de la guérison, le bien-être presque instantané qu'éprouve le malade nous font attribuer cette action curative à une cause inconnue qui trouverait peut-être sa raison d'être dans quelque influence électrique. Qu'arrive-t-il, en effet, aux malades atteints de ces affections si rebelles à tout traitement, si pénibles pour les malheureux qui en sont affectés? Dès les premiers bains, ils éprouvent le plus grand soulagement; les douleurs sont calmées avec la plus grande rapidité; les articulations reprennent insensiblement leur jeu, sinon complétement, du moins suffisamment pour permettre aux jambes des impotents une marche facile, à leurs bras un service sans douleur. La constitution reçoit enfin une si heureuse secousse, que l'on voit les malades reprendre leur embompoint, leur gaîté et renaître ainsi à une vie nouvelle, eux qui avaient déjà vu leur existence empoisonnée par une affection si redoutable à tant de titres.

Enfin, une des propriétés les plus remarquables de ces eaux, est celle qu'elles possèdent dans le traitement de la chloro-anémie et des accidents consécutifs. La quantité considérable de fer qu'elles contiennent suffit pour expliquer cette action. Qui ne connaît, en effet, l'active et salutaire influence de ce précieux agent sur l'économie? Un phénomène curieux à enregistrer, c'est l'action heureuse et rapide de ces eaux, comparée aux lenteurs du traitement ordinaire dans la chlorose; quoique dans ce dernier cas les quantités de fer ingérées soient beaucoup plus considérables, ne serait-ce pas le cas de dire ici, que, la nature a voulu se réserver le secret de ces merveilleuses préparations, et l'humanité ne doit-elle pas s'estimer très-heureuse lorsqu'elle peut s'approprier un si puissant et si peu dangereux médicament.

Nous ne nous appesantirons pas sur l'action de ces eaux dans les affections chroniques des voies respiratoires (catarrhe chronique, phthysie sans fièvre à quelque degré que ce soit, etc.), leur efficacité dans ces diverses maladies est un peu celle de toutes les eaux sulfureuses dans les mêmes cas. Nous noterons seulement la rapidité de la cure qui, ici, nous semble due à l'heureuse association du fer et du soufre dans ces eaux. Ce dernier agent, n'est-il pas en effet le plus précieux reconstituant de la thérapeutique? Quant aux deux observations que nous donnons sur les deux lésions chroniques du foie, quoiqu'elles soient on ne peut plus remarquables, nous n'avons pu réunir un assez grand nombre de cas de cette nature pour pouvoir en tirer une conclusion pratique sans renvoi. Cependant l'efficacité incontestable de ces eaux dans le traitement de la gravelle ne nous met-elle pas un peu sur la trace de leur mode d'action dans les maladies chroniques du foie? N'agirait-elle pas ici en dégorgeant les divers vaisseaux de l'organe héphatique, et en imprimant par suite à sa circulation une plus grande activité?

À l'appui de cet aperçu général sur l'action des eaux du Rocher de Foix, nous donnons les principales observations résultant de l'application médicale.

Nous faisons suivre ces faits de l'expérience thérapeutique, du nom des personnes qui, par l'aveu sincère de la guérison, ou de la modification très-heureuse de leurs maladies, ont contribué à rendre de notoriété publique les vertus curatives de cette source.

AFFECTION DES VOIES DIGESTIVES

1re *Observation*. — GASTRITE CHRONIQUE.

M. Verbizier, propriétaire à Auch, âgé de 62 ans, d'un tempérament lymphatique-nerveux, était atteint, depuis environ 17 ans, d'une gastrite chronique. Ayant appris l'efficacité remarquable dont jouissent à juste titre les eaux minérales du Rocher de Foix dans ces sortes d'affections, il résolut, après l'impuissance d'un long traitement rigoureux, de venir demander à cette source, le soulagement de ses cruelles souffrances. Cette affection des voies digestives était caractérisée par une forte tension de l'épigastre, un sentiment de chaleur de plénitude, et de douleurs très-aigües dans l'estomac. Le malade réduit, depuis fort longtemps à une nourriture à peine suffisante pour soutenir son existence délabrée, était sujet à de fréquentes nausées, faisait de violents effort pour vomir, éprouvant de l'anxiété, des difficultés pour respirer, une soif ardente. Le pouls était fréquent et petit; la digestion exaspérait toutes ces douleurs; de sorte que le retour de chaque repas était considéré comme un supplice par le malade. Vingt jours de traitement par ces eaux firent disparaître tous ces symptômes alarmants et le rendirent complétement à la santé.

2e *Observation*. — GASTRALGIE CHORNIQUE.

La dame Bousquet, femme d'un conducteur de 1re classe des ponts et chaussées, en résidence à Foix, était atteinte depuis plus de vingt ans de troubles gastriques dus à sa constitution délicate et nerveuse. Elle éprouvait constamment un sentiment d'anxiété et un resserrement douloureux dans l'épigastre, avec accompagnement de défaillances. Sa digestion était lente, pénible, quelquefois douloureuse. Elle était sujette à des contractions spasmodiques de l'estomac, aux vomissements. Les médicaments sédatifs, laxatifs, aromatiques et ferrugineux n'avaient souvent produit qu'un soulagement passager. Les préparations opiacées et les anti-spasmodiques avaient amené, dans l'état de la malade, une légère amélioration. L'usage régulier et constant de l'eau du Rocher de Foix a, après trois semaines de traitement, rétabli l'ordre dans ses fonctions digestives. Plus de coliques, plus d'inappétence, plus de douleurs après le repas, plus de vomissements, plus de spasmes nerveux; c'était le retour complet de la santé.

3e *Observation*. — DYSPEPSIE ANCIENNE.

Le sieur Pedoya, de Castelnau-Durban, peintre décorateur de l'église, en résidence à Foix, âgé de 55 ans, éprouvait depuis longtemps de vives douleurs à l'épigastre avec anxiété et hoquet. Doué d'un tempérament lymphatique et nerveux, le malade était depuis plus de vingt ans en butte à de cruelles souffrances. La digestion était lente et pénible. Il rejetait après le repas les matières contenues dans l'estomac; la constipation était habituelle et opiniâtre; autour de l'ombilic, il éprouvait des douleurs sourdes, parfois lancinantes. En vain, il avait eu recours aux éthers, au camphre, à l'extrait d'opium, à l'eau de fleur d'oranger, au sous-nitrate de bismuth, à la rhubarbe, à la magnésie calcinée, enfin à tous les sédatifs, laxatifs et anti-spasmodiques: la maladie n'avait pas subi la moindre amélioration. Désespéré de l'insuccès de ces divers traitements, il se soumit, après consultation préalable, à l'usage des eaux du Rocher de Foix. Sous leur influence salutaire, les douleurs épigastriques disparurent; les vomissements cessèrent; l'appétit revint; les fonctions digestives, paralysées depuis longtemps reprirent insensiblement leur caractère normal; les digestions devinrent légères et faciles. Un mois de traitement par ces eaux remirent en bon état de santé, son corps, épuisé par cette longue et cruelle maladie.

Principales guérisons et modifications obtenues dans les affections des voies digestives.

Mme BOURDET, dame du commandant du 69ᵉ de ligne, en résidence à Foix.

Mme CHAMARD, dame d'un inspecteur des contributions indirectes, à Foix.

Mme GADRAT, dame d'un imprimeur de Foix.

Mlle EYCHENNE, repasseuse, à Foix.

Mme TRILLARD, dame d'un sous-officier, en résidence à Alby.

Mme ROQUES, propriétaire, à Lézat (Ariége).

M. MASSOT, fermier, à Lézat.

Mme SOLAIRE, propriétaire, à Montels (Ariége),

Mlle ROUGÉ (Maria), ménagère à Pamiers.

M. NOYÈS, médecin vétérinaire, en retraite, à Pamiers.

M. PÉDOYA, peintre décorateur, de Castelnau (Ariége).

Mme BOUSQUET, dame d'un conducteur des ponts et chaussées, à Foix.

AFFECTION DES VOIES URINAIRES

1re *Observation*. — ENGORGEMENT DU FOIE, DE LA RATE, GRAVELLE CONSÉCUTIVE.

Le nommé Delrieu Lallemand, jardinier-fleuriste (ancien placier), demeurant à Foix, âgé de 39 ans, n'a jamais été malade que vers l'âge de 24 ans.

A cette époque, il alla en Afrique, et après un séjour assez prolongé, il contracta les fièvres paludéennes, qu'il fit traiter, mais dont il fut mal guéri. Environ un an et demi après, il s'aperçut que ses urines étaient troubles et laissaient déposer des graviers fins et rougeâtres.

Ayant entendu parler de l'efficacité des eaux du Rocher de Foix dans le traitement de la gravelle, il se décida à venir user de cette médication à la source même.

Voici dans quel état il se présente: il porte sur sa figure la marque de la cachexie paludéenne, ses traits sont étirés, son regard terne; avec cela, décoloration des muqueuses; bruit de souffle au premier temps; etc. Enfin tous les symptômes de l'anémie la plus avancée. Lorsqu'on examine les deux hypocondres, on trouve un développement considérable du foie et surtout de la rate qui dépasse le rebord des fausses côtes de 3 ou 4 travers de doigts, de plus, par la pression, on éveille une douleur sourde dans la région des reins; les urines sont troubles, leur émission, quelquefois douloureuse, est assez fréquente; elles forment un dépôt sédimenteux assez abondant, mélangé à des mucosités. L'appétit est nul; les digestions sont fort difficiles; le pouls est petit, fréquent, avec les rehaussements le soir. Ce malade est mis au régime des eaux minérales, et quelques jours s'étaient à peine écoulés, qu'on remarquait un mieux des plus sensibles.

Après un mois et demi de saison balnéaire (boissons et bains), le malade était dans le meilleur état; l'engorgement du foie et de la rate avait à peu près disparu; plusieurs graviers avaient été expulsés, les urines étaient redevenues limpides; leur émission n'était plus douloureuse. Quant à l'état général, l'amélioration avait été plus marquée encore; tous les signes de l'anémie avaient disparu, et le malade, plein de force et de santé, ne conserva que le souvenir de son ancienne maladie.

2ᵉ Observation. — CATARRHE VÉSICAL CHRONIQUE.

M. de Cos, commandant en retraité, officier de la légion-d'honneur, âgé de 65 ans, en résidence à Toulouse, était atteint depuis environ 7 ans d'un catarrhe vésical; doué d'une forte constitution et d'un tempérament sanguin, il avait contracté des habitudes que cette maladie ne lui permettait pas de satisfaire; les exercices violents qu'il aimait beaucoup, tels que la chasse, les courses à pied et à cheval, ramenaient l'état aigu et par cela même de cruelles souffrances.

Lorsqu'il se présenta pour prendre les eaux au Rocher de Foix, la maladie régnait chez lui dans toute son intensité. Il éprouvait de vives douleurs à la vessie, au bout de l'urètre avant d'uriner ou en urinant; la région hypogastrique était tendue, la déjection des urines s'effectuait avec difficulté. Parfois des douleurs intolérables se déclaraient subitement à la région du pubis et du périnée, avec des inquiétudes et des anxiétés; ses urines étaient blanchâtres, rougeâtres, troubles, mêlées de mucosités filantes et quelquefois sanguinolentes. Ces eaux prises soir et matin (bains et boissons) facilitèrent d'abord la déjection des urines; la mixtion s'opéra fréquemment et avec abondance; leur action essentiellement diurétique, en favorisant la sécrétion des urines, nettoya la vessie et modifia très-heureusement sa membrane muqueuse. Insensiblement les douleurs disparurent, la marche devint plus facile, les fatigues plus supportables. L'usage prolongé de ces eaux amena un tel bien-être chez ce malade, que, rentré chez lui complètement guéri, il put reprendre ses anciennes habitudes.

3ᵉ Observation. — CYSTITE CHRONIQUE.

Le sieur Noyès, médecin-vétérinaire militaire de 1ʳᵉ classe en retraité, de Pamiers, âgé de 64 ans, était affecté d'une phlegmasie chronique de la vessie. Cette affection de la membrane muqueuse de la vessie rendait sa marche pénible et douloureuse; il ressentait de vives et poignantes douleurs du côté de la vessie et dans la région du périnée; il éprouvait des sentiments d'ardeur et de tension à l'hypogastre; la déjection de ses urines était rare et difficile.

Soumis au traitement de ces eaux, le malade a vu bientôt, sous leur influence diurétique, ses urines troubles et visqueuses redevenir claires et limpides; les douleurs souvent intolérables de la région du périnée disparaître, le calme et le repos succédèrent à ses anxiétés, à ses inquiétudes.

Il avait obtenu, au bout de deux mois de traitement par ces eaux, ce que les médicaments les plus énergiques n'avaient pu lui donner, c'est à dire, la santé.

En dehors de cette affection vésicale, le malade était sujet à des embarras d'estomac, à des vomissement après le repas; il avait depuis longues années perdu l'appétit, il était sans force et sans énergie. Le traitement heureux de l'une de ces maladies amena la guérison de l'autre : cystite et dyspepsie trouvèrent simultanément dans la même source les éléments curateurs nécessaires pour un retour complet à la santé.

Principales guérisons et modifications obtenues dans les affections des voies urinaires.

Mme CACHET, dame d'un officier supérieur en résidence à Paris.

M. AINAIN, débitant de tabac, à Foix.

M. LAYERLE, employé du télégraphe, en résidence à Foix (1867).

M. DURAN, capitaine en retraite, en résidence à Toulouse (rue St-Rome).

M. TARTIÉ (Auguste), ancien comptable de Foix.

M. SÉGUÉLA, propriétaire, à Prayols (près Foix).

M. DEDIEU (Jean), sous-officier au 69ᵉ de ligne.

M. DUPUY (Firmin), caporal au 69ᵉ de ligne.

M. CAROL (Baptiste), militaire au 69ᵉ de ligne.

M. ESPARRE (G.), militaire au 69ᵉ de ligne.

(Toutes ces quatre dernières guérisons ont été constatées par M. Rémy, médecin-major au 69ᵉ de ligne, en résidence à Foix, en 1866.)

M. GUICHARD, cordonnier, à Foix.

M. FAURÉ, marchand tailleur, à Pamiers.

M. DELRIEU (Lallemand), fleuriste, à Foix.

M. de Cos, commandant en retraite, à Toulouse (grande rue Nazareth).

M. NOYES, médecin-vétérinaire en retraite, à Pamiers.

AFFECTIONS RHUMATISMALES
MALADIES NERVEUSES

1ʳᵉ Observation. — RHUMATISME POLY-ARTICULAIRE CHRONIQUE.

Mme Peybernés, de Foix, dame d'un conducteur des ponts et chaussées, habitant actuellement Alby, âgée d'environ 49 ans, et d'un tempérament lymphatico-nerveux, était atteinte depuis fort longtemps d'un rhumatisme poly-articulaire chronique qui la faisait horriblement souffrir. Condamnée à garder le lit des mois entiers, elle en était arrivée au point où le plus léger contact exercé sur les parties affectées lui arrachait des cris déchirants. Sur le conseil de M. le docteur Estevenet, de Toulouse, son mari fit porter la pauvre percluse aux bains de Rennes (Aude). Un traitement assez long par ces eaux soulagea un peu les souffrances; rentrée chez elle, cette légère amélioration disparut, les premières douleurs revinrent, et arrivèrent à leur summum d'intensité au cœur de l'hiver.

L'année suivante, venant à Foix, elle entendit parler de l'action curative des eaux minérales de cette nouvelle station dans les diverses affections rhumatismales; elle résolut de se soumettre au traitement de ces eaux. Le premier usage qu'elle fit, soit en boisson, soit en bains, commença à la fatiguer; les douleurs devinrent en quelque sorte plus aiguës, le gonflement siégeant dans les principales articulations et surtout dans les membres inférieurs augmenta un peu, la peau prit même une teinte rosée; il y avait de la fièvre.

Cet état de chose dura à peu près une huitaine de jours, et la malade fut obligée de garder le lit. Nous eûmes besoin d'insister fortement pour l'engager, dès que cette poussée aiguë eut disparu, à continuer l'usage en bains et en boissons de cette eau minérale. Cette fois-ci l'eau fut parfaitement supportée; le gonflement revint d'abord à son état primitif pour diminuer ensuite d'une façon remarquable; la douleur subit la même progression décroissante, les mouvements devinrent plus faciles. Au bout de trois semaines, cette malade qui n'avait pu marcher qu'avec la plus grande difficulté commençait, après ce laps de temps, à se mouvoir sans trop de peine et de douleur: elle resta deux mois à la station, l'amélioration alla toujours en augmentant, au point qu'elle put se retirer dans un état de santé des plus satisfaisants.

2e *Observation*. — RHUMATISME CHRONIQUE POLY-ARTICULAIRE.

Mme Fonquergne, marchande de vins, à Foix, avait contracté sous l'action prolongée d'un froid humide, un rhumatisme articulaire. Douée d'un tempérament sanguin et d'une constitution irritable, ces douleurs prirent chez elle un caractère alarmant. Cette affection avait son siége dans les articulations des membres pelviens. Le plus léger contact, la moindre pression, la moindre contraction musculaire provoquaient instantanément chez la malade, des douleurs atroces, qui étaient généralement accompagnées de cyalogie, de sécheresse de la peau, de coloration de la face, et suivies de l'émission d'urine rouge briquetée. Toutes les ressources de l'art avaient été épuisées sans amener de soulagement notable. C'est dans ces circonstances qu'elle eut recours aux eaux du Rocher de Foix; huit jours ne s'étaient pas écoulés que cette eau, prise en bains et en boissons, avait produit des effets surprenants. Les membres, de perclus qu'ils étaient, redevinrent souples et agiles; tous les symptômes, qui caractérisaient cette maladie, s'évanouirent les uns après les autres, sous l'active et salutaire influence de ces eaux. Un mois de traitement a seul suffi au retour complet du malade à la santé.

3e *Observation*. — RHUMATISME CHRONIQUE POLY-ARTICULAIRE.

Mme veuve Faget, née Barbe, de l'Union, près Toulouse, veuve d'un ancien officier supérieur, âgée de 75 ans, était atteinte depuis 18 ans de douleurs rhumatismales chroniques. Cette affection, dont le siége principal était dans les articulations des membres internes, lui avait depuis longues années interdit, sous peine de douleurs atroces et intolérables, toute espèce de marche. En vain, pour soulager son mal, elle avait eu recours à divers médicaments, à différentes préparations ; inutilement, elle avait parcouru les stations des Pyrénées; les mêmes douleurs vives et déchirantes persistaient, avec une intensité telle qu'on avait à redouter le moment où elle ne pourrait plus marcher. Sans espoir de guérison, elle se résignait déjà à accepter la pénible situation que son mal empirant semblait lui réserver, lorsque, sur les conseils d'un médecin, elle se décida à une dernière tentative en faveur des eaux minérales du Rocher de Foix.

Transportée avec mille précautions dans cette nouvelle station thermale, elle se soumit avec confiance aux traitements de ces eaux. Quinze jours ne s'étaient pas encore écoulés, que déjà ses douleurs étaient calmées: ses articulations avaient peu à peu repris leur jeu, et permettaient au malade une marche facile et sans douleur. L'usage prolongé de ces eaux ne tarda pas à rendre à la malade ses premières forces; à sa maigreur, à ses vives souffrances, succédèrent bientôt l'embonpoint et la gaîté. Quarante cinq jours de traitement par ces eaux avaient suffi pour dissiper tous les symptômes de cette grave maladie et pour réparer les désastres occasionnés par de si longues et cruelles douleurs; elle rentra chez elle dans un état complet de guérison.

4ᵉ Observation. — RHUMATISME ARTICULAIRE.

Mᵐᵉ Cassède, femme d'un gendarme, en résidence à Foix, était atteinte depuis trois mois d'un rhumatisme chronique. Âgée d'environ 32 ans et douée d'un tempérament nerveux, cette dame avait en vain essayé de calmer, par une médication appropriée, les vives douleurs occasionnées par cette cruelle maladie. Les soins de son ménage la retenant sans cesse chez elle, tout traitement par les eaux minérales lui fut par ce motif interdit; au moment où la maladie régnait dans toute son intensité, le bruit de l'action curative des eaux minérales du Rocher de Foix parvint à ses oreilles. Profitant des circonstances favorables et de la proximité du lieu, elle se soumit avec confiance au traitement de ces eaux. Au moment où elle se présenta à nous, les symptômes de son affection étaient des plus manifestes; les articulations étaient raides et ses mouvements difficiles; les parties affectées avaient éprouvé un gonflement considérable; la marche devenue douloureuse et pénible lui interdisait presque l'usage de ses jambes.

Un traitement régulier d'un mois, par ces eaux, rendit à ses membres paralysés, une grande partie de leur force et de leur souplesse.

L'usage prolongé de ces eaux fit disparaître toute trace de son ancienne maladie. L'emploi en boisson, de cette eau, rétablit l'harmonie dans ses fonctions digestives, si gravement désorganisées par suite des cruelles souffrances de son rhumatisme.

5ᵉ Observation. — RHUMATISME ARTICULAIRE AIGU.

M. Gondry, fils cadet, de Foix, employé chez M. Alexandre Corne, fabricant de porcelaine, à Toulouse, âgé environ de 19 ans, d'un tempérament sanguin, souffrait d'un rhumatisme aigu, qui paralysait tous ses membres. Rentré dans sa famille, sa maladie le condamna au repos le plus absolu. Lorsqu'il se présenta à nous, il offrait les symptômes suivants: son facies était coloré sur les pommettes, pâle sur les bords, ses yeux brillants entourés d'un cercle bleuâtre, son pouls était fébrile; décoloration des muqueuses, bruit de souffle au cœur, mais sans cependant aucun caractère pouvant faire soupçonner une lésion organique du cœur; les bras sont libres, mais les articulations des membres inférieurs étaient toutes prises, surtout celles des genoux et des pieds. Le gonflement n'était pas considérable; mais les mouvements étaient littéralement impossibles; si on voulait lui en faire exécuter, pour si faibles qu'ils fussent, le malade jetait des cris et accusait les douleurs les plus violentes. Transporté avec mille précautions à l'établissement, on le met non sans peine, dans un bain d'eau minérale. Après y être resté une heure et avoir bu pendant ce temps quelques verres d'eau, une amélioration sensible se fit sentir. Les articulations étaient plus souples, et les douleurs moins vives; le lendemain avec les mêmes précautions, il fut remis dans son bain; cette fois, une forte réaction se produisit, et le mieux fut tel, qu'il put se lever, s'habiller, et traverser l'établissement sans le secours de personne, et au grand étonnement du public surpris, à juste raison, d'un si brusque changement; on le remet en voiture et il rentre chez lui calme et content. Le surlendemain, il vint à pied, et au bras de son père; le quatrième jour, son frère l'accompagnait. Ce mieux si rapide alla en augmenant tous les jours, si bien qu'après un mois de séjour à Foix, il put reprendre ses premières occupations.

L'année après, les mêmes phénomènes morbides se présentèrent, mais avec beaucoup moins d'intensité, et, chose remarquable, le traitement eut absolument la même efficacité que, eu égard à la rapidité de l'action, nous osons qualifier de merveilleuse. — Le lecteur comprendra que nous ayons hésité à publier cette observaiion extraordinaire à juste titre. Elle dépasse certainement tout ce que l'on attribue de puissance aux eaux minérales. Comment, en effet, expliquer une action aussi rapide? Y aurait-il dans ces eaux un moyen de sédaction extrêmement puissant dont le mode d'action nous échappe? Dans tous les cas, nous garantissons l'authenticité de l'observation, et les personnes qui viendront à l'établissement du Rocher de Foix pourront s'assurer *de visu* auprès des parents ou du malade, de la véracité du fait remarquable que nous relatons.

6ᵉ *Observation.* — Tremblement nerveux, danse de saint-guy.

Mˡˡᵉ Martin, fille d'un fondeur de cloches, âgée de 17 ans, de Foix, y demeurant. — Cette jeune personne n'offre rien de particulier dans ses antécédents. Réglée à 15 ans, elle l'a toujours été depuis d'une façon fort régulière. Elle est d'un tempérament lymphatico-sanguin; elle a une bonne constitution.

L'année dernière, à la suite d'une très-violente émotion, elle fut prise d'un tremblement nerveux très-intense. Depuis, sa santé s'altéra d'une façon sensible, et bientôt elle commença à s'apercevoir que ses membres inférieurs étaient agités par de petits tremblements, surtout lorsqu'elle avait un peu marché et qu'elle s'asseyait.

Au bout de peu de jours, ces tremblements devinrent plus forts, s'étendirent aux membres supérieurs, et furent même sensibles pendant la marche. Enfin, les muscles de la face prirent aussi leur part à ces troubles du mouvement : ils étaient de temps en temps agités par des convulsions qui occasionnaient des grimaces fort désagréables; la bouche se déformait, les yeux roulaient dans leurs orbites, le front se plissait, en un mot, le système musculeux de la face était en mouvement. Notons que ces grimaces, quoique intermittentes, se renouvelaient assez souvent. — Malgré tous les traitements employés, cette malheureuse affection, non seulement ne disparaissait pas, mais devenait plus intense chaque jour. Ainsi, la malade en était arrivée à ne plus pouvoir presque marcher, à ne plus porter ses aliments à la bouche qu'avec la plus grande difficulté. Joignez à cela tous les phénomènes de la chloro-anémie (teinte cachectique de la peau, décoloration des muqueuses, bruit du souffle au cœur et dans les gros vaisseaux, etc.); et vous aurez une idée de la position dans laquelle cette jeune fille nous fut amenée. — Dès les premiers bains, l'amélioration se fit sentir; les tremblements diminuèrent, la constitution se reforma. L'usage de ces eaux en boissons dissipèrent les troubles chloro-anémiques. Enfin, après deux mois de saison balnéaire tous les disgracieux symptômes de sa maladie avaient disparu. Cette jeune personne se retira complétement guérie et portant sur tout son corps les signes d'une excellente santé.

Nous avons eu depuis l'occasion de nous assurer que la guérison avait été durable : cette jeune fille continue à se bien porter et n'a pas eu même une seule menace de rechute.

7e Observation. — DOULEURS NÉVRALGIQUES ENTRE LES ÉPAULES
avec perte de la sensibilité dans un des membres inférieurs.

Mme Mialhe, âgée de 37 ans, d'un tempérament nerveux, demeurant à Toulouse, rue Montaudran, éprouvait depuis quelques années des douleurs névralgiques aux épaules ; ces douleurs s'irradiaient le long des bras. Elle nous raconta qu'elle sentait des exaspérations marquées le soir, mais surtout lorsqu'il devait y avoir quelque changement de température ; les temps froids la faisaient particulièrement souffrir. Elle avait essayé de toutes frictions, calmantes, irritantes, flanelles, injections hypodermiques, etc. Enfin, la sensibilité était complétement perdue depuis près d'une année dans le membre inférieur droit. La malade ne sentait rien, ni quand on la pinçait, ni quand on la piquait. — Lorsqu'elle nous arriva, outre ces divers symptômes, elle offrait encore un état anémique très-prononcé ; de plus, les digestions se faisaient très-mal.

Soumise immédiatement au régime des eaux en boissons et en bains, elle ne tarde pas à en retirer les meilleurs résultats. Peu à peu les douleurs disparaissent, la sensibilité revient dans le membre inférieur. Les digestions se font bien, et la malade nous quitte parfaitement rétablie après 25 jours de traitement.

8e Observation. — MIGRAINES ET NÉVRALGIE SUS—ORBICULAIRES.

M. de Lalaine, propriétaire à Gaillac-Toulza, âgé d'environ 52 ans, d'un tempérament névroso-sanguin, était atteint depuis très-longtemps de migraines et de douleurs névralgiques sus-orbitaires. Les douleurs qu'il endurait étaient si cruelles qu'il restait les quinze jours enfermé dans sa chambre sans pouvoir supporter le moindre bruit. Il avait tout essayé : calmants, sulfate de quinine, etc. Etant venu voir, il y a deux ans, un de ses parents qui habite Foix, il fut engagé à faire l'essai des eaux minérales de cette station.

Voici l'état dans lequel nous le trouvons: D'une assez forte constitution, il porte en ce moment sur sa figure les traces de longues souffrances ; ses yeux ternes et abattus sont entourés d'un cercle bleuâtre ; ses traits sont étirés. Il nous raconte qu'à peu près tous les jours, mais rarement à la même heure, il est en proie à des douleurs sourdes, continues, parfois lancinantes, qui siégent sur tout le front, aux tempes, et qui se localisent quelquefois au-dessus des sourcils. Lorsqu'elles affectent ce siége, elles sont plus souvent lancinantes et en quelque sorte plus intolérables ; la pression, sans les exaspérer, ne les calme que médiocrement. A part ces phénomènes, l'état général du malade n'est pas bien mauvais ; il mange peu, mais digère bien ; il n'a pas de fièvre ; cependant on constate un état anémique assez prononcé ; bruit de souffle au cœur, pâleur des muqueuses, vertige, etc.

Soumis sans retard à un traitement consistant en boissons et en bains, il ne tarda pas à éprouver un soulagement très-marqué. Au bout de huit jours, les douleurs étaient très-tolérables et ne se montraient guère que le soir ; le sommeil les faisait disparaître, et le malade se levait gai et dispos.

Au bout de trois semaines toute trace de maladie avait disparu, le teint avait repris sa couleur normale, l'appétit avait reparu en augmentant de beaucoup. Après un mois d'usage de ces eaux, le malade se retira complétement rétabli. L'année dernière il revint, et quoique en bonne santé, il suivit le même traitement. Aujourd'hui il jouit d'une santé parfaite après 15 années de souffrances intolérables.

Principales guérisons et modifications obtenues dans les affections rhumatismales et dans les maladies nerveuses.

M. Achille JAUSSON, négociant à Toulouse (rue des Marchands).

M. SIMON, charcutier, à Foix.

Mlle MARTIN, jeune tailleuse, à Foix.

Mme PILON, dame d'un capitaine en retraite, d'Agen.

M. GONDRY, fils cadet, employé de commerce, à Toulouse.

M. Casimir GAUDONVILLE, propriétaire à Pamiers.

Mme PEYBERNÈS, dame d'un conducteur des ponts et chaussées, à Albi.

M. ROUQUET, Joseph, négociant, à Foix.

Mme PIEUX, négociant, à Toulouse (rue Tournefeuille).

Mme CASSÉDE, dame d'un gendarme, à Foix.

Mme FONTQUERGNE, négociant en vins, à Foix.

Mme veuve FAGET, dame d'un lieutenant-colonel en retraite, à l'Union, près de Toulouse.

Mlle MADELON, ménagère, à Pamiers.

Mlle MARIANNE, fille de service, à Foix.

M. Urbain de LALAINE, propriétaire, à Gaillac-Toulza (Haute-Garonne).

Mme MIALHE (Françoise), ménagère à Toulouse, rue Montaudran, 7.

Mlle Anna MARTIN, couturière, à Foix.

AFFECTIONS CHLORO-ANÉMIQUES
PALES COULEURS. — ACCIDENTS CONSÉCUTIFS.

1re Observation. — CHLOROSE ANÉMIE.
Accidents consécutifs.

Mlle D., couturière, âgée de 20 ans, de Foix. Cette jeune fille, d'un tempérament lymphatico-nerveux, s'est toujours assez bien portée jusqu'en 1867.

Réglée à 15 ans, l'établissement de cette fonction ne fut marquée par rien de bien extraordinaire. Les règles venaient assez régulièrement tous les mois, et coulaient pendant 3 ou 4 jours avec assez d'abondance. L'année dernière, et sans cause appréciable, elle vit sa menstruation devenir irrégulière et douloureuse. Ainsi, il s'écoula trois mois entre deux périodes menstruelles ; en même temps cette jeune fille perdait ses couleurs, elle maigrissait à vue d'œil ; constamment agitée par des tremblements nerveux, le moindre exercice la fatiguait énormément et déterminait des battements de cœur avec des vertiges et des suffocations. Pendant la nuit, des bruits sourds se faisaient entendre dans ses oreilles ; elle avait enfin des appétits bizarres, elle aurait bu, par exemple, un verre de vinaigre avec beaucoup de plaisir. De plus, elle était tourmentée par des pertes blanches fort abondantes. Lorsqu'elle se présenta à nous, la suppression des règles était complète depuis quatre mois ; elle offrait les symptômes sus-énumérés. Nous constatons de plus la teinte particulière de la peau, la décoloration des muqueuses, un bruit de souffle doux très-marqué au cœur et dans les gros vaisseaux.

Cette jeune personne fut soumise immédiatement à l'usage en boissons et en bains des eaux du Rocher de Foix ; elle suivit en même temps un régime analeptique approprié à sa maladie. Huit jours ne s'étaient pas écoulés que la constitution de la malade avait subi une révolution complète : Son teint s'était modifié, son appétit était revenu ; elle commençait à pouvoir faire d'assez longues promenades sans éprouver trop de fatigues. Enfin tous les symptômes s'étaient amendés, et chose plus remarquable encore, ses règles étaient revenues sans la moindre douleur. Nous pûmes suivre pendant un mois le progrès de la guérison, qui fut complète après ce temps-là.

Depuis nous avons revu bien souvent cette demoiselle, et la cure opérée par ces eaux ne s'est pas démentie un seul instant.

Nous avons choisi cette observation parmi une foule d'autres que nous pourrions aussi publier ; mais nous pensons que celle que nous livrons au public est assez complète, et qu'elle rend assez bien compte de l'action des eaux du Rocher de Foix dans cette maladie, si pénible et si ennuyeuse pour les personnes qui en sont atteintes.

Nous passons sous silence les nombreuses guérisons dues à l'efficacité remarquable des eaux dans ces sortes d'affections. Cette maladie étant en général le triste apanage de la jeune fille, on comprendra facilement notre réserve et notre discrétion.

AFFECTION DES VOIES RESPIRATOIRES

1re Observation. — BRONCHITE CHRONIQUE
avec menace de tubercule.

La demoiselle Céline Pujol, âgée de 21 ans, habitante de Pamiers, douée d'un tempérament sanguin, contracta, par suite d'une imprudence, une bronchite des plus intenses. Le manque de soins, la négligence la plus absolue convertirent bientôt en affection chronique cette bronchite. Sa riche et belle santé, sous l'influence de cette affection dégénérée, ne tarda pas à se flétrir. On alla même jusqu'à croire au développement d'une tuberculose. Cette jeune fille éprouvait de l'engourdissement, une inertie générale, des douleurs gravatives de la tête, avec les signes très-évidents d'une affection catarrhale des voies respiratoires ; le tout accompagné de somnolence, de difficulté dans la respiration, avec expectoration difficile, douleurs gravatives de la poitrine, quintes violentes de toux qui étaient provoquées par la moindre fatigue et par le moindre exercice. Plus tard, une fièvre lente, redoublant d'intensité le soir après le repas, des sueurs nocturnes principalement à la poitrine, des difficultés dans la respiration, le changement de voix, la soif, l'inappétence, les vomissements, l'expectoration sanguinolente et purulente ne laissèrent plus de doute sur la grave situation de la malade. Elle paraissait être arrivée à la deuxième période de la phthisie pulmonaire. — Après avoir vainement épuisé toutes les ressources de l'art, elle voulut, en désespoir de cause, essayer les eaux du Rocher de Foix. L'action de ces eaux opéra des merveilles. Prises d'abord à facile dose, elles relevèrent ses forces abattues, provoquèrent insensiblement l'appétit, calmèrent sa soif ardente, facilitèrent l'expectoration. Sa toux, de rauque qu'elle était, devint moins sonore, sa respiration moins bruyante et moins pénible. L'augmentation progressive de la dose amena peu à peu un tel bien-être dans l'état général, que sa maigreur se dissipa et sa physionomie, qui avait tous les caractères d'une phthisie avancée, reprit un nouveau air de santé dû à la seule influence de ces eaux. Ce que l'usage des crucifères, du quinquina, des iodures ferrugineux, des baumes, de l'ipécacuanha, de la digitale pourprée, de l'opium, en un mot de toutes les médications en pareil cas, n'avait pu faire, l'eau minérale du Rocher de Foix, administrée par huit à dix verres par jour pendant 45 jours, a seule réussi à le produire. Depuis déjà deux ans que cette jeune fille a été rendue à la santé, ou pour mieux dire à la vie, sa guérison ne s'est pas un seul instant démentie.

2ᵉ *Observation*. — Asthme, accès convulsifs.

M. Pilon, capitaine en retraite, à Agen, âgé de 52 ans, doué d'un tempérament sanguin, avait sous l'impression d'un brusque et vif changement de température, contracté une affection asthmatique convulsive. Les accès de cette maladie avaient lieu aux approches de la nuit. Ils étaient marqués par une invasion subite d'un serrement spasmodique de la poitrine, accompagné d'inspiration et d'expiration avec sifflements Le malade éprouvait le besoin de se tenir debout et de respirer un air froid; son pouls souvent naturel était quelquefois fébrile; son urine abondante et peu colorée. Le matin, la respiration était moins pénible, l'expectoration plus facile, l'urine d'une couleur plus foncée, quelquefois sédimenteuse; après le dîner, tension flatulente de l'estomac, assoupissement. Le malade avait employé sans succès les préparations opiacées, les anti-spasmodiques.

Soumis depuis longtemps à un régime léger, modéré et rafraîchissant, sa maladie n'avait point subi d'amélioration notable. L'action curative des eaux du Rocher de Foix, dans les différentes affections des organes respiratoires, l'engagea à se soumettre à son traitement. Vingt cinq jours d'un usage continu de cette eau, amenèrent un tel bien-être chez ce malade, qu'il n'est plus resté que de légers symptômes de cette cruelle maladie.

Principales guérisons et modifications obtenues dans les affections des organes respiratoires.

Mˡˡᵉ Débax aînée, propriétaire, à Lézat (Ariège).

Mˡˡᵉ Desbots jeune, propriétaire, à Lézat (Ariège).

Mᵐᵉ Rivière, modiste, à Toulouse.

M. Dunac, employé aux usines de Carmaux.

M. Sylvain (Auguste), employé des chemins de fer de Toulouse.

Mˡˡᵉ Pujol (Céline), propriétaire, à Pamiers.

M. Pilon, capitaine en retraite, à Agen.

M. Julian, maître-tailleur du 69ᵉ régiment de ligne, en retraite, à Toulouse.

MALADIE DU FOIE

1ʳᵉ Observation. — AFFECTION CHRONIQUE DU FOIE.

Le nommé Duffaux, de Tarbes, employé des eaux et forêts, âgé de 42 ans et doué d'un tempérament lymphatique, était depuis déjà longtemps atteint d'une affection de foie. Cette maladie était caractérisée par la tension et par la douleur plus ou moins aiguë de l'hypocondre droit, et de l'épigastre avec fièvre et douleur sympathique de tout le côté de l'épaule de l'humérus. Les yeux et la peau du malade avaient une teinte rougeâtre caractéristique, due à l'extravasation de la bile dans les tissus. Les urines étaient jaunes, la constipation habituelle; cette affection avait presque paralysé ses fonctions digestives; le malade avait souvent des nausées, des envies de vomir, une soif ardente. Les premiers effets de l'eau minérale du Rocher de Foix, provoquèrent chez lui une urine abondante, de fréquentes digestions bilieuses, de fortes sueurs: l'appétit disparu depuis longtemps revint, et avec lui, le corps reprit de la force. La continuation de ce traitement par ces eaux minérales pendant un mois, ramena le malade complétement à la santé.

Après ce long examen, au point de vue médical, nous terminons en quelques mots l'étude de cette source, par une appréciation générale, véritable aperçu du Touriste.

SOURCES MINÉRALES
DES PYRÉNÉES

Depuis quelques années, grâce au zèle infatigable des explorateurs, un grand nombre de sources minérales ont été découvertes dans la chaîne des Pyrénées, et sont venues offrir aux malades leurs eaux bienfaisantes. Sans doute, la plupart d'entre elles resteront longtemps dédaignées et couleront tristement dans leur lit sauvage et isolé; mais il en est de plus favorisées qui, du premier coup, sont entrées en pleine voie de notoriété; parmi celles-ci, la source du Rocher de Foix tient le premier rang. Faisons rapidement son histoire: cette source très-curieuse au point de vue thérapeutique, coule au sein même de la ville de Foix. La découverte a trois années à peine; quelques malades frappés de l'odeur sulfureuse de ces eaux, et du dépôt ocracé qu'elles laissent sur leur passage, en burent quelques verres; l'effet thérapeutique se fit bientôt sentir, et après quelques jours d'un traitement aussi simple, leurs souffrances disparurent. Ces guérisons aussi promptes qu'inattendues, engagèrent d'autres personnes non moins affectées que les premières, à venir chercher la santé à la même source; les résultats dépassèrent les espérances. Dès lors, ce fut un cri général, et les rives solitaires de l'Arget, virent avec étonnement une foule compacte envahir le griffon bienfaisant d'où semblait découler pour tous, la santé la plus florissante.

Désormais, notre source avait fait ses preuves, et il était juste de lui-décerner les honneurs de l'analyse. M. Filhol, l'inévitable en pareil cas, en fut chargé, et sous sa main habile et exercée, tous les principes minéralisa-teurs qu'elle renferme furent dévoilés. Je ne donnerai pas ici cette analyse, dont la terminologie chimique et par conséquent barbare, effraierait le lecteur; je me bornerai simplement à citer textuellement les phrases par lesquelles le savant professeur termine son travail.

« Cette source minérale, remarquable par sa composition chimique, mérite de fixer sérieusement l'attention des médecins. L'association de l'élément sulfureux, à l'élément ferrugineux, peut lui donner des qualités spéciales qu'on ne rencontrera probablement ni dans les eaux purement sulfureuses, ni dans les eaux purement ferrugineuses. Cette étrange association est une circonstance heureuse, dont la médecine pourra tirer un parti très-avanta-geux. Quelques cures remarquables qui ont été produites par son usage, permettent d'espérer les meilleurs résultats. »

On comprend qu'à la suite d'une aussi flatteuse appréciation, notre source pouvait marcher le front haut et attendre sans trop grand souci, la venue des malades. Aussi se mit-elle aussitôt en règle avec l'Etat, et un arrêté ministé-riel lui donna la vie officielle.

La source du Rocher de Foix, émerge dans l'Arget, sur la partie gauche de la chaussée du moulin de M. Marfaing père. Ses deux griffons très-rap-prochés laissent échapper une eau limpide, à température égale à celle de l'air ambiant, à odeur sulfureuse légère, à saveur un peu styptique, accusant la présence du fer, et laissant sur son périmètre d'écoulement, un limon ocreux, à surface irisée. Son débit est de douze litres environ par minute.

Des travaux de captation ont été exécutés avec une grande intelligence, et permettent aujourd'hui de boire cette eau dans sa pureté primitive. Le récent orage qui, dernièrement, bouleversa le lit de l'Arget et emporta la chaussée du moulin Marfaing, au lieu de nuire à notre naïade, comme on pouvait le craindre, a eu au contraire d'excellents résultats pour elle. En effouillant profondément le sol, l'inondation a mis au jour le vrai point d'émergence de la source, et une nouvelle analyse a établi que la proportion des éléments minéralisateurs, avait subi une notable augmentation.

Les propriétés curatives de la source, si bien prévues par M. Filhol, n'ont pas tardé à se manifester sur une grande échelle, et dès lors, il a été permis de constater scientifiquement sur quels états morbides elle portait spéciale-ment son action. De nombreuses observations ont été recueillies par les médecins consultants de Foix, et forment déjà un dossier des plus favorables en faveur de son efficacité. Voici, d'après les faits constants de l'expérience, la liste fort raisonnable des maladies qu'elle est appelée à combattre: la gravelle, la goutte, la dyspepsie, la gastrite et la gastralgie, la chlorose, l'anémie, l'affaiblissement constitutionnel, l'asthme nerveux, les fièvres inter-mittentes etc., etc., en un mot, tous les vices du sang et des organes respiratoires, digestifs et urinaires. C'est, on le voit, un bilan recommandable, et qui doit lui mériter toute notre reconnaissance.

Prise en bains, cette eau précieuse révèle d'autres propriétés qui découlent du soufre qu'elle contient. Le rhumatisme aigu et chronique, les affections cutanées et scrofuleuse, cèdent rapidement devant son emploi externe, ce qui donné à la source du Rocher de Foix, un nouveau titre à notre estime. De la sorte, on trouve réunis chez elle, les effets qu'on est habitués à demander ordinairement à plusieurs sources minérales.

Enfin, ce qui n'est pas à dédaigner, nous dirons que les propriétaires de la source ont fait construire un établissement fort bien installé, où un grand nombre de baignoires sont mises à la disposition des malades. En outre, un hôtel des plus confortables attend les baigneurs, qui s'empressent de courir au griffon salutaire. Tout est donc admirablement combiné, pour que la source naguère encore ignorée, soit bientôt la rivale de ses aînées, Ax, Ussat, Luchon, etc., qui, plus heureuses qu'elle, vivent depuis des siècles, et qui cependant, n'ont pas l'inappréciable avantage de sourdre au sein d'une grande ville.

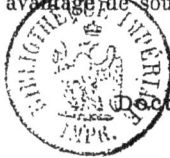

Docteur JEANBERNAT.

81

www.ingramcontent.com/pod-product-compliance
Lightning Source LLC
Chambersburg PA
CBHW050423210326

41520CB00020B/6724